AF357916

LES VÉTÉRINAIRES

DANS LES CAMPAGNES,

ET ESSAI SUR L'EMPIRISME

PAR

M. A. MIALOSQUE,

médecin-vétérinaire, à St-Affrique.

———

> Les Empiriques causent dans les campagnes plus de mal qu'un voleur dont tout le monde se méfie et que l'on peut rendre inoffensif en bien fermant sa porte.
>
> La Valette.

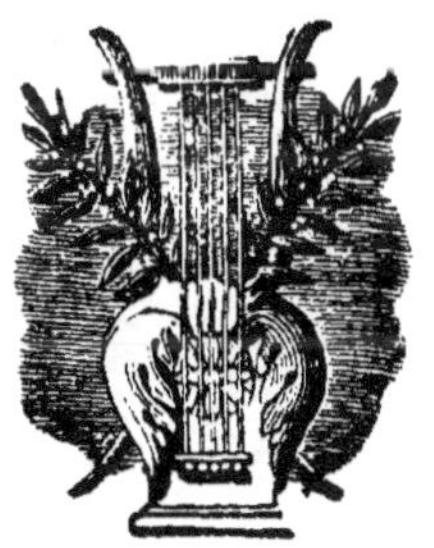

SAINT-AFFRIQUE,

IMPRIMERIE DE A. DUCORNOT.

———

1867.

LES VÉTÉRINAIRES

DANS LES CAMPAGNES,

ET ESSAI SUR L'EMPIRISME.

Les vétérinaires pourraient rendre de très-grands services dans les campagnes ; malheureusement on n'en trouve presque nulle part ; et nous le comprenons, car on n'exerce une profession dans une localité que lorsque cette profession procure quelques bénéfices et donne, au moins, les moyens ordinaires d'existence. L'instruction agricole est tellement peu répandue chez les cultivateurs, qu'ils ne comprennent point encore de quel secours pourrait leur être, le plus souvent, un vétérinaire intelligent non seulement pour donner des soins à leurs animaux malades, mais encore pour leur servir de guide dans le choix du bétail, et, par conséquent, leur faire connaître les espèces et les races qui seraient appelées à leur rendre le plus de services.

Les paysans préfèrent consulter des rebouteurs, qui ne possèdent pas les premiers éléments de médecine-vétérinaire ; ils ont même, le plus souvent, recours à des empiriques cupides, qu'ils considèrent parfois comme des sorciers, et qui ne sont que des charlatans émérites, ne reculant devant aucune difficulté, car ils n'ont pour toute science que de l'audace, de l'effronterie et du cynisme.

Cependant nous nous sommes livrés à de longues et coûteuses études ; nous avons dépensé une partie de notre patrimoine pour acquérir les connaissances nécessaires à l'exercice de notre art dans les meilleures conditions ; on nous a donc délivré un diplôme qui nous donne le droit de prendre ou de faire prendre chez le pharmacien les drogues les plus dangereuses. Nous nous établissons alors dans une ville ou dans un chef-lieu de canton important, avec l'espérance de vivre honorablement et de réaliser quelques bénéfices ; mais à côté de nous se trouvent deux ou trois empiriques, grands parleurs, charlatans par nature ; ils guérissent toutes les maladies des bestiaux, et reçoivent en paiement la somme la plus minime, et souvent même des denrées quelconques. Oh! nous avons été témoin de tous ces faits, et il nous a été permis de constater que, sur dix animaux traités par ces empiriques, cinq à six ne se relèvent pas ; les autres sont guéris par la force de la nature. A la première inspection, ils reconnaissent toujours le charbon et se mettent, par conséquent, en mesure de couvrir de coupures le pauvre animal malade, auquel ils font éprouver de cruelles souffrances, le plus souvent sans motif.

Depuis longtemps déjà, frappé de l'abus de l'empirisme, ému des pertes qu'il cause aux propriétaires de bestiaux et, surtout, de la gravité du préjudice que ces pertes font éprouver à l'agriculture, l'Administration a senti la nécessité d'en atténuer la fâcheuse influence par une loi répressive. Toutefois, on semble n'oser aborder ouvertement la question, comme si on reculait devant la pensée de déshériter des hommes nécessiteux d'une possession séculaire, préférant attendre du bénéfice du temps, des progrès de la science et de la raison, l'extinction insensible du fléau que nous cherchons à combattre. En attendant, l'empirisme profite des ménagements dont il est l'objet, et le mal, au lieu de s'éteindre, s'aggrave de plus en plus.

En présence d'une situation semblable, nous croyons qu'il est du devoir de tout bon citoyen de prêter le concours de ses lumières et de son expérience aux efforts déjà tentés pour atteindre le but que nous nous proposons. C'est dans cette vue que nous mettons au jour ces quelques lignes, ayant pour objet essentiel de montrer les dangers auxquels sont exposés les cultivateurs et propriétaires de bestiaux, qui s'abandonnent avec confiance aux promesses du charlatanisme, et de rechercher les moyens de remédier à un tel état de choses.

Dans les premiers temps où l'on dût s'occuper du traitement des animaux malades, le soin en fut confié aux bergers à la fois les plus anciens et les plus dévoués à la conservation des troupeaux ou de tout autre bétail. L'emploi des pratiques superstitieuses constituaient la majeure partie de leurs moyens d'action. Mais comme tous les cas n'étaient pas mortels, qu'il se rencontrait des constitutions dont la vigueur résistait aux médications intempestives ou pernicieuses ; que , parfois, ces adroits exploitateurs de la crédulité publique n'employaient que des remèdes inoffensifs et n'ayant d'autres propriétés que celles que lui attribuaient la simplicité et la superstition , il arrivait fréquemment que les maladies tournaient à bien, et dès lors le guérisseur de chanter victoire et les clients émerveillés de crier miracle.

Ces premiers succès portèrent leurs fruits. On vit se former des hommes spéciaux qui, pour toute étude , encombrèrent leur cerveau d'un amas de médications extravagantes auxquelles ils ajoutèrent, à leur tour, le prestige des superstitions , afin de leur assurer cette puissance que le vulgaire attache toujours aux choses surnaturelles, semblable en cela à ces législateurs anciens qui fesaient sanctionner leurs institutions par les oracles. Ceux-ci furent effectivement les premiers empiriques , et leurs chimères eurent tant de crédit dans l'antiquité et jusqu'à nous , que les meilleurs esprits n'eurent pas toujours le pouvoir de s'en affranchir.

A leur tour, attirés par l'appât d'un intérêt certain, ne rencontrant au surplus d'autre obstacle que la concurrence des premiers occupants, les maréchaux-ferrant s'ingérèrent dans le traitement du cheval d'abord, et, peu-à-peu , ils étudièrent la médecine, qu'ils prétendaient propre à celui-ci, et l'appliquèrent à tous les animaux dont ils parvenaient à accaparer le traitement.

La crédulité ainsi exploitée par des empiriques de tout ordre, semblait ne plus pouvoir donner lieu à aucune fourberie nouvelle. Cependant il n'en fut rien; une troisième sangsue trouva encore à mordre. Ce furent ces rusés campagnards, qui presque sans aucun moyen d'existence, et bornant leur savoir-faire à la saignée , à l'emploi d'infusions et de fumigations irritantes, d'emplâtres et de frictions , ne pratiquant jamais que deux seules et uniques opérations, l'extirpation des avives et les saignées. A la vérité les rétributions de ces derniers, auxquels on a donné le nom dérisoire de sorciers , à cause des jongleries dont ils accompagnaient leurs médications , ne furent jamais ruineuses pour le client , qui en était quitte en partageant avec eux le repas de famille. en leur rendant quelque service manuel et en leur payant quelques bouteilles de vin de temps à autre.

Durant cette longue suite d'impostures et d'erreurs , la médecine des animaux n'a pu compter , à des époques très-éloignées, qu'un bien petit nombre d'hommes qui témoignèrent du désir de la tirer de la fange où elle croupissait et de la faire asseoir au rang des sciences honorables. Parmi eux , on peut compter, à douze siècles de distance, Végece et Solleysel. Mais, soit que leur nom et leur réputation n'imprimassent pas à leurs travaux une autorité suffisante, soit qu'ils manquassent des moyens propres à perfectionner leurs études , ni l'un , ni l'autre ne purent jeter les fondements de la science vétérinaire. Doués d'une intelligence remarquable, mais vivant dans des temps ou la médecine, celle des animaux surtout, était à son berceau, malgré une longue et pénible expérience, n'ayant aucune notion de l'anatomie , ni du rhythme des fonctions organiques , ils parsemèrent leurs ouvrages d'une infinité d'erreurs, et la science, quels que fussent leur bonne volonté et leurs efforts multipliés , n'en demeura pas moins stationnaire. Ils écrivirent tous deux d'après leurs propres observations et les connaissances qu'ils avaient pu acquérir; et néanmoins, pour ne parler que de Solleysel, son *Parfait maréchal* est un recueil indigeste de faux principes, de traitements irrationnels, de formules absurdes et parfois rebutantes. Tout en ayant acquis des droits réels à la reconnaissance publique pour des travaux qu'il désirait rendre utiles , Solleysel ne mérite cependant que le titre d'empirique bien intentionné, et peut-être serait-il à souhaiter que son livre fût à jamais resté dans l'oubli, car il n'a servi qu'à sanctionner et propager des préceptes qu'invoque journellement le moderne charlatanisme et ne fait encore qu'enhardir l'outrecuidance de ses partisans , dont les plus érudits le citent comme un oracle , en plaçant les ouvrages des

hommes les plus distingués de la médecine vétérinaire
au rang des rêveries de novateurs sans lumières et
sans mérite.

L'empirisme ainsi constitué s'est transmis jusqu'à
nous ; et ceux qui l'exercent sont plus que jamais im-
bus de fausses connaissances et de principes erronnés ;
ils sentent le besoin de l'étude , afin de soutenir une
lutte avantageuse ; mais que peuvent-ils ? Ils voient bien
les formes extérieures , l'épiderme de l'animal ; mais
sous ces formes , sous cet épiderme même qu'y-a-t-il ,
que se passe-t-il ? Ils reconnaissent bien qu'un animal
est malade, qu'il est inquiet ou abattu, que ses fonctions habituelles sont suspendues , qu'il se contracte
sur lui-même, qu'il a une chaleur excessive , des fris-
sons continuels ou mille autres symptômes auxquels le
moindre laboureur ne saurait prendre le change. Mais
de quelle maladie ces symptômes sont-ils l'indice , et
quel organe cette maladie attaque-t-elle ? C'est ce que,
sans études préliminaires , ils ne peuvent savoir. Obli-
gés toutefois de maintenir leur influence , ils suppléent
aux connaissances qui leur manquent par un redouble-
ment d'astuce et d'effronterie. Suivons les dans leur
pratique, et nous les verrons, à chaque instant, aussi
ignorants que maladroits , hasarder les plus fausses
manœuvres. Ne pouvant être appréciés par le paysan
crédule, ils commencent par appliquer la saignée dans
tous les cas : qu'un animal soit pléthorique et chargé
d'embonpoint , ou qu'il soit étique par suite de la fa-
tigue ou de la mauvaise nourriture , il faut toujours
saigner *sur la pointe de l'herbe.* Nous les verrons, enfin , d'après l'autorité de Solleysel , battre ou extirper
les avives taillader la peau du bœuf, recommander d'oin-
dre de saindous les tumeurs dans lesquelles sont logées
les larves d'œstres , et surtout de ne pas en délivrer
l'animal assez favorisé de la nature pour en être cou-
vert, parce que *ces vers sont la santé.*

A ces déplorables moyens de leur chirurgie, ils joignent encore ceux de leur médecine non moins funes-
te , en ingérant les drogues les plus extraordinaires ,
en ordonnant des traitements incroyables, et cela toujours au hasard, sans avoir la moindre idée de la ma-

ladie ni de l'organe qui est atteint. S'ils ne procèdent pas par ces moyens, que leur indique l'ignorance et la bizarrerie de leur imagination, ou si des accidents facheux viennent à la suite de cette folle médication, ils ont recours aux remèdes magiques, et ici leur fourberie est d'autant plus blâmable que presque toujours ils ont en vue un salaire plus fort lorsqu'ils mettent cette ressource extrême en usage. « La chose n'est pas na- » turelle, disent-ils d'un air grave et mystérieux, il y » a plus ou moins; vous devez avoir des ennemis dan- » gereux ou des voisines suspectes, le danger est im- » minent, mais peut-être est-il temps encore et nous » allons y aviser. » Là-dessus, ils fournissent certaines plantes cueillies avant le lever du soleil; ils procurent l'eau de telle fontaine, coupent un gateau en sept ou neuf parties, en joignent une au remède qu'ils se pro- posent d'administrer, ordonnent d'enfouir profonde- ment les autres parties qu'ils ont chargées d'imprécations, afin qu'elles ne communiquent pas à d'autres animaux la maladie qu'ils vont déloger; font de tout cela une préparation saturée de cérémonies bizarres et l'adminis- trent en marmottant quelques paroles qu'ils prétendent cabalistiques. Le succès de cette jonglerie se devine. En conséquence, on croirait que le charlatan va être honni; nullement. Il prend un air de mécontentement: « cela n'est pas ma faute, dit-il; que ne m'avez-vous » averti à temps que vous aviez des loup-garous et des » sorcières pour voisins. »

Ce tableau qui paraît chargé au premier abord, est cependant d'une vérité incontestable. Qui ne sait que le peuple a plus de confiance dans les magiciens que dans les hommes véritablement instruits, et que, par une conséquence de cette disposition, l'empirisme ne le traite que comme il désire l'être. De bonne foi sou- tiendra-t-on qu'en ce siècle de lumières et de progrès, des gens réellement pourvus d'un sens droit et d'une raison suffisante en tout autre matière, n'aient dit et ne disent encore avec le plus grand sérieux : *j'ai un bœuf ensorcelé, un cheval auquel on a donné le mal caduc;* ou bien encore, *j'ai un animal atteint de ma- léfice.*

Cela n'a rien , d'ailleurs , qui doive surprendre. De telles maximes ne sont pas plus extraordinaires que les étranges recettes laissées par les quelques auteurs de l'antiquité, Aristote, Pline, Végèce, dont les ouvrages pleins d'erreurs, ont été, pendant des siècles les seuls guides suivis dans la médecine des animaux domestiques

Un temps est venu, toutefois, où l'on a fini par comprendre l'immense préjudice causé à la fortune publique par un semblable état de choses , et l'on a songé alors a fonder des établissements où l'art de guérir les animaux fut utilement enseigné et où se formeraient des hommes instruits et destinés à délivrer l'agriculture du fléau qui la frappait incessamment par la main de l'empirisme. Des esprits éclairés , dont les générations futures conserveront le souvenir avec reconnaissance , prirent l'initiative et ne reculèrent devant aucun obstacle pour atteindre leur but.

Lafosse fut le premier qui , sous la protection du gouvernement, établit une école publique de maréchalerie, où il enseigna la médecine des chevaux ; il réunit ses leçons en corps de doctrine et laissa à son fils l'héritage d'une institution destinée à un si bel avenir. Lafosse fils suivit les traces de son père , joignit aux connaissances de celui-ci les lumières qu'il acquit lui-même , écrivit plusieurs ouvrages encore estimés de nos jours; seulement, il se borna à l'étude du cheval.

Bourgelat , envisageant sous leur véritable point de vue, et par rapport à l'agriculture, la multiplication , l'éducation et l'amélioration des espèces , tout en se laissant dominer par sa prédilection pour le cheval , embrassa l'étude de tous les animaux domestiques et fut ainsi le véritable créateur de la médecine Vétérinaire. Les écoles de Lyon et d'Alfort furent d'abord créées , puis celle de Toulouse , et les gouvernements , en se succédant , continuèrent tous à protéger l'institution , en s'assurant de la capacité des professeurs , de l'aptitude et de l'assiduité des élèves qui furent soumis aux règlements d'une discipline sévère.

Examinons la condition du jeune diplomé rentrant

dans sa famille ou cherchant, en dehors de son sein, à se faire une position qui lui procure cette existence qu'il s'était promise en retour de son travail et des sacrifices de ses parents. Il rêve déjà une clientèle nombreuse, un établissement avantageux et par suite un sort à l'abri de toute incertitude. Vaine illusion ! la place est prise partout; l'empirisme a tout envahi. Cependant, plein d'ardeur et de bonne volonté, ayant la conscience intime de sa valeur, il pense qu'une pratique intelligente, active et suivie de succès non douteux, ne tarderont pas à le faire triompher des obstacles que lui oppose le charlatanisme. Autre chimère ! il se voit obligé de mettre son mérite au rabais, de mendier pour ainsi dire les clients, d'accepter de vils abonnements, de voir plus tard ses plus belles cures méconnues et souvent contestées, de reconnaître, enfin, que la position du vétérinaire est à peu près la seule dans laquelle le savoir et le zèle demeurent sans récompence.

Nous le répétons toutefois, le petit propriétaire, le laboureur un peu intelligents, ont une tendance marquée vers les sujets sortis des écoles; mais tel est le déplorable effet de l'habitude, que la population la plus nombreuse est favorable à l'empirisme, et que même le propriétaire et le laboureur, que leurs bonnes dispositions semblent séparer de la multitude, se laissent encore entraîner, d'autant que, pour réussir, les empiriques ont pour eux des moyens que leur caractère interdit aux vétérinaires. Ils suivent les clients dans les foires et marchés, les emmènent au cabaret, et là, tandis qu'ils se régalent aux dépens de leurs dupes, ils leur parlent des bestiaux, s'informent de leur état, et s'ils comprennent qu'il y a des bêtes malades ou simplement indisposées, ils ont l'adresse d'inspirer des craintes sur les symptômes de la vraie maladie ou bien sur des prodrômes d'un mal imaginaire qu'ils prétendent endémique ou contagieux, et, dans un langage qui leur est particulier, ils disent sérieusement: « Il » faut y prendre garde, *c'est une planète qui passe.* » Nous avons soigné tous les chevaux ou les bœufs de » telle contrée que la planète avait atteints et nous les » avons guéris ; soyez sans inquiétude, demain matin

» nous nous rendrons chez vous et nous chasserons ia
» *planète.* » Le lendemain, fidèles à leurs promesses,
ils commencent par déjeûner et entreprennent ensuite
la chasse de la planète, qu'ils délogent au grand con-
tentement du métayer. Ce manége se répète autant de
fois qu'ils changent de société, se renouvelle chaque
jour, et le dimanche il se multiplie à l'infini. Durant
ces séances, le peu de raison qui reste aux tueurs de
planètes et aux cultivateurs, se noie dans d'intarissa-
bles libations, pendant lesquelles le vétérinaire est peu
ménagé. « C'est un *monsieur* qui ne sait que monter à
» cheval, un *pédant* qui parle un langage inintelligi-
» ble, un présomptueux sans pratique et sans instruc-
» tion réelle, qui tuera autant d'animaux qu'il lui en
» sera mis en main; à preuve, tel cheval, tel bœuf ou
» tel mulet que nous aurions juré de conserver et qui
» ont été promptement expédiés par un enfant qui ne
» sait encore rien. » C'est surtout à l'époque des abonnements que l'on peut observer une recrudescence de
ces coupables manœuvres. Ils assiègent alors les pratiques, et malgré bon gré s'imposent à elles.

Quelquefois le cultivateur, ou plus éclairé ou guidé
par un instinct plus sûr de ses véritables intérêts, ap-
pelle le vétérinaire. Mais aussitôt l'empirique, ayant
connaissance du fait, se présente, comme par hasard,
au moment ou il est sûr de l'absence du premier, et,
après quelques détours, on vient à parler du malade
tout en se dirigeant vers l'écurie ou l'étable dont on
n'ose pas lui refuser l'entrée. Alors il se met à exami-
ner, il palpe, il tâtonne, il pense.... à quoi pense-t-il?
Il serait peut-être bien embarrassé de le dire. Néanmoins il prend un air d'incrédulité, secoue la tête en
signe d'improbation et se tait. — Eh bien! qu'en pen-
sez-vous? Notre homme répond en laissant échapper
quelques monosyllabes empreints de réserve et d'ap-
préhension. — « Moi, rien... cependant... que voulez-
vous... je ne puis rien dire... vous avez appelé un médecin-vétérinaire... » Malgré sa confiance primitive, le
propriétaire, en dépit de l'éloignement qu'il se sentait
pour le guérisseur, ne peut tenir contre ses insinua-
tions perfides; une alarme secrète s'empare de son es-

prit, il en vient à craindre que le vétérinaire n'ait manqué d'expérience, à se figurer que l'empirique est mieux éclairé par sa pratique ; il finit par demander d'une voix craintive : que feriez-vous? Alors le charlatan, d'un air d'autorité et de suffisance, déclare que le traitement ordonné ne peut que tuer l'animal et prend le contre-pied de tout ce qui a été fait. Qu'arrive-t-il? où l'animal meurt par le fait de ce dernier ou même parce qu'il existait une maladie incurable, et alors c'est la faute du premier médecin qui, d'une indisposition légère, a produit un cas mortel; ou bien l'animal, qui peut-être était déjà en voie de guérison, et qui n'a subi qu'une médication inoffensive et inutile, se rétablit, et aussitôt le charlatan de s'écrier: vous êtes heureux que je sois arrivé à temps, sans cela vous auriez pu, sans tarder, vendre le cuir de votre malade.

Les faits de ce genre se renouvellent chaque jour et il faudrait un volume s'il nous fallait citer tous les accidents désastreux parvenus à notre connaissance. Et quoi d'étonnant à cela? que demander à ces hommes qui n'ont rien appris? qui n'ont aucune idée de la structure et des fonctions de la machine animale, qui ne sont pas mieux fixés à l'égard de la composition et des propriétés des remèdes qu'ils emploient?

Dans cette ignorance, où tout est pour eux mystère, ils manipulent au hasard les substances les plus nuisibles ou les plus inertes. Sans avoir égard aux quantités ni aux qualités, incapables de supposer que la puissance chimique peut entièrement décomposer ou altérer un mélange fait sans la science nécessaire, ils ne redoutent rien, ils tuent en croyant souvent n'avoir employé que des préparations parfaitement innocentes.

Et c'est cependant en de telles mains qu'est abandonné, dans nos campagnes, l'exercice de la médecine vétérinaire. Faut-il après cela s'étonner des erreurs, des accidents qui en sont la conséquence? Loin de là, le contraire, seul pourrait nous surprendre; et nous ne pouvons espérer que les choses changent, tant que des mesures énergiques n'auront pas mis un terme à ce fatal envahissement du charlatanisme et de l'ignorance.

Voilà l'état des choses, cet état déplorable que nous constatons et qui demande un remède prompt et efficace. Mais si vous le vouliez tous, propriétaires et fermiers, il ne serait pas nécessaire de faire de loi, ni de prendre aucun arrêté pour atteindre ce but; et le jour où vous ouvrirez les yenx à la lumière que répand autour d'elle la vraie science, le jour où vous voudrez, en nous honorant de votre confiance, assurer notre position, vous verrez s'augmenter le nombre de vétérinaires, utiles et dévoués, qui consacrent leur vie à la guérison, à la conservation de vos bestiaux, et qui contribuent ainsi puissamment à votre fortune et à la prospérité de l'agriculture.

Saint-Affrique, imp. de A. Deconsor.

www.ingramcontent.com/pod-product-compliance
Lightning Source LLC
LaVergne TN
LVHW010920180726
843502LV00010B/4213

LETTRE D'HÉLOÏSE

A

ABAILARD.

TRADUCTION DE M. POPE.

PAR M. C***. *Colardeau*

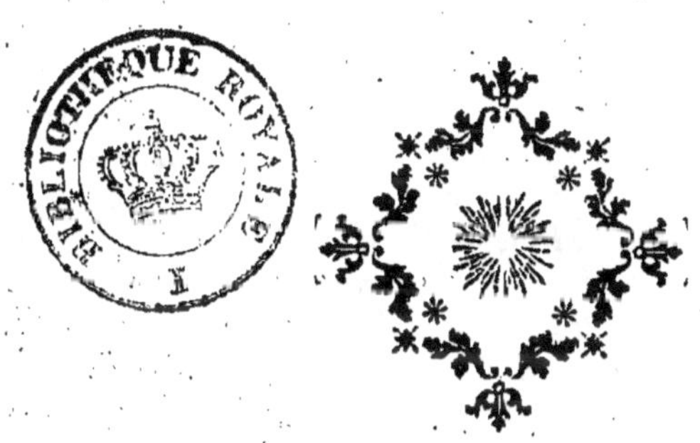

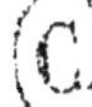

A GENÈVE.

————

M. DCC. LVIII.

INTRODUCTION.

ABAILARD à qui la Lettre suivante est adressée, naquit à Palais, petit Bourg à quatre lieuës de Nantes, l'an de Notre-Seigneur 1079. A l'âge de quinze ans il vint étudier à Paris sous un nommé Champeau ; il fut ensuite enseigner la Philosophie à Melun ; une maladie l'obligea de retourner en Bretagne, d'où peu de tems après il revint à Paris, où il fut fait Chanoine de la Cathédrale. Il fut à Laon étudier la Theologie sous Anselme ; il l'enseigna ensuite dans cette Ville d'où il partit pour retourner à Paris. Ce fut là où il connut HÉLOISE ; elle étoit Niéce d'un Chanoine de la Cathédrale nommé Fulberg, chez qui elle demeuroit. A l'âge de 18. ans elle sçavoit le Latin, le Grec & l'Hébreu, & commençoit à faire de grands progrès dans la Philosophie, les Mathématiques, & dans l'Étude des saintes Lettres. Leur première entrevuë forma entre eux une malheureuse chaîne qu'ils ne purent plus rompre. Abailard obtint du Chanoine Fulberg de le prendre en pénsion chez lui. La facilité qu'ils eurent de se voir forma bientôt entre eux la familiarité la plus dangereuse. Fulberg en étant instruit chassa Abailard de sa maison. Héloïse ressentit bientôt les effets de son amour pour Abailard ; il l'emmène en Bretagne où elle accouche d'un fils ; Abailard veut l'épouser, la ramème à Paris & se réconcilie avec Fulberg. Héloïse s'oppose à ce mariage par les raisons les plus fortes ; Abailard s'obstine à l'exiger & en vient à bout : Héloïse fatiguée du bruit qu'elle faisoit à Paris, se retire à l'Abbaye d'Argenteuil où Abailard la visitoit souvent. Fulberg outré de ce que sa Niéce l'avoit quitté ; piqué des procédés d'Abailard, résolut de s'en venger. Cinq Assassins s'introduisirent à minuit dans la Chambre d'Abailard par la perfidie de son Valet ; quatre le saisissent, & le cinquiéme prenant un rasoir lui fait le dernier des outrages. Guéri de cette sanglante mutilation, il prend la résolution de s'aller enfermer dans un Cloître. Il écrit en conséquence à Héloïse, encore accablée de la plus vive douleur ; il lui persuade de se faire Religieuse, & entre lui-même dans l'Abbaye de St. Denis, où il prononça ses vœux immédiatement après qu'Héloïse eût fait les siens dans l'Abbaye d'Argenteuil. Abailard continua à enseigner ; & après avoir essuyé des contradictions sans nombre, se retira dans la solitude du Paraclet. Il la quitta bientôt pour être mis à la tête de l'Abbaye de S. Gildas. L'Abbaye d'Argenteuil ayant été reunie à celle de S. Denis, Abailard en tira Héloïse & la fit Abbesse d'une Communauté de Religieuses qu'il établit dans le Paraclet. C'est de cet endroit qu'elle lui écrivit plusieurs Lettres ; & entre autres celle qu'on donne ci-après. Tout y annonce un cœur épris de la passion la plus vive, & chez qui l'amour livre un combat continuel au devoir, à la Religion & à la raison.

Quoique par cette Lettre il paroisse qu'Héloïse soit morte avant Abailard, cependant il n'en est rien, car il mourut dans l'Abbaye de Cluny où il s'étoit retiré, le 21. Avril 1142. âgé de 63. ans, & ce ne fut que le 17. de Mai de l'an 1164. qu'Héloïse décéda, & fut effectivement mise dans le même Tombeau.